L'Intelligence Émotionnelle

Comment garder son calme, gérer le stress et comprendre les gens grâce à des méthodes efficaces

Bonus:
Des exercices à pratiquer au quotidien

par **Viola Di Russo**

ISBN: 9798730724921

Sommaire

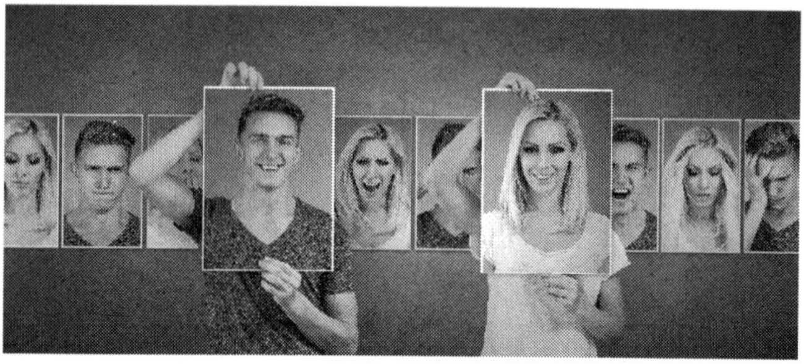

Découvrir l'intelligence émotionnelle

Les émotions font partie intégrante de notre être, de chacun de nous. Essayez d'imaginer votre journée sans émotion, sans cette lentille qui vous permet de découvrir et d'apprécier tout ce qui vous arrive. Ce n'est pas une vision très agréable, la vie serait bien fade sans émotion. Les émotions accompagnent chaque moment de la vie d'une personne, et il est difficile de concevoir ce que serait l'existence sans elles.

Pourtant, il est tout aussi difficile d'essayer de comprendre d'où elles viennent ou comment nous les éprouvons. Vous avez très probablement vécu des moments de colère dans votre vie: vous sentez votre visage et puis vos mains chauffer, et votre cœur bat plus vite. D'où ces réactions physiologiques viennent-elles? Les années 90 ont été le moment crucial où l'on a commencé à faire la lumière sur le cerveau émotionnel, c'est-à-dire les zones à partir desquelles proviennent les émotions. Il s'agit du système limbique, une région différente des zones corticales (les zones plus rationnelles pour simplifier). Cependant, ces deux parties (rationnelles et émotionnelles) sont liées entre elles et se développent ensemble. Elles sont faites pour travailler ensemble.

Pourtant, elles sont très différentes, parfois même opposées. Comment font-elles pour travailler l'une avec l'autre?

Si vous vous posez cette question, sachez que vous n'êtes pas le premier et que pendant longtemps, on considérait que ces deux entités étaient en conflit. Lorsque nous pensons aux émotions, nous les imaginons extemporanées, incontrôlables, soudaines, tandis que nous considérons le raisonnement et la logique comme plus rigides, rigoureux. Comment peuvent-ils alors aller de pair et s'entraider afin de permettre à notre esprit de fonctionner correctement? Des tests effectués avec des techniques modernes de neuroimagerie ont montré que les expériences émotionnelles sont marquées par de fortes interactions entre les émotions et la cognition. D'autres preuves proviennent d'études sur des personnes ayant subies des opérations ou des dommages à la zone limbique et aux connexions la reliant aux zones corticales du néocortex. Ces personnes ont du mal à faire des choix en se basant sur leurs goûts personnels. Elles ne ressentent pas de honte, de culpabilité, elles luttent pour créer des relations. L'étude de ces interactions est passionante et bien qu'elle ne soit pas le sujet de ce livre, nous vous invitons à approfondir le sujet.

Le concept fondamental à comprendre est cette relation entre l'émotion et la cognition. Cette étape est nécessaire pour comprendre correctement ce qu'est l'intelligence émotionnelle et pouvoir ensuite découvrir la vôtre et l'améliorer. C'est un chemin qui vous mènera à mieux vous connaître vous-même.

Êtes-vous prêt à commencer?

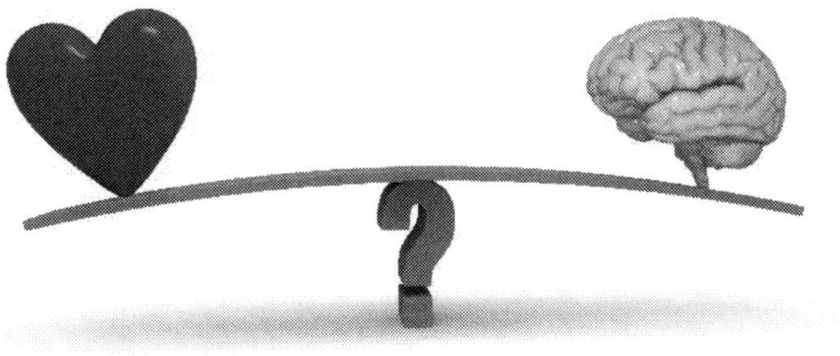

Qu'est-ce que l'intelligence émotionnelle?

Nous allons commencer par clarifier ce concept. Être émotionnellement intelligent ne signifie pas être toujours gentil avec tout le monde OU être froid et détaché en chaque occasion. Être émotionnellement intelligent signifie avoir conscience de ses sentiments et de ceux des autres. Avoir une intelligence émotionnelle développée ne signifie pas se laisser aller à ses émotions. Au contraire, cela signifie les utiliser et les gérer de la meilleure des façons. Nous ne parlons pas d'opportunisme, nous parlons d'utiliser sa propre passion pour se donner de l'énergie et la transmettre aux autres: c'est ça l'intelligence émotionnelle. Un autre exemple d'intelligence émotionnelle est de pouvoir dominer et contrôler ses émotions négatives dans des situations stressantes. Pas mal, non?

John Mayer et Peter Salovey ont défini l'intelligence émotionnelle comme “une sorte d'intelligence sociale qui permet de surveiller ses émotions et celles des autres, de les discerner et d'utiliser les informations données pour guider les pensées et les actions.” Plus simplement, on peut dire que l'intelligence émotionnelle sert à comprendre comment nous sommes et comment les autres sont, et ce qu'il faut faire pour améliorer une situation. L'IE est la capacité de comprendre et d'utiliser les émotions à bon escient, elle sert à faire la différence entre ce qui est de l'ordre de la pensée ou bien du sentiment, que ce soit pour nous-même ou pour les gens qui nous entourent.

L'intelligence émotionnelle nous permet de gouverner nos émotions et de nous assurer que ce ne sont pas elles qui conditionnent nos journées. Les émotions, en elles-mêmes, ne sont ni positives ou négatives: elles ont une fonction, elles nous donnent les informations nécessaires pour prendre des décisions.

Développer son IE peut avoir des répercussions significatives sur la vie d'une personne. Mais comment faire? Existe-il des astuces? Y a-t-il un raccourci?

Peut-être... Peter Salovey lui-même a souligné que l'IE a de nombreuses facettes et compétences qui peuvent être entraînées. Celles-ci peuvent devenir des automatismes, mais à condition de les exercer. Il n'y a pas de truc, de formule magique pour pouvoir instantannément utiliser au mieux l'intelligence émotionnelle. Il faudra un peu de travail et de patience.

Les compétences qui doivent être stimulées pour augmenter l'intelligence émotionnelle sont:

1) La Conscience de soi

2)La Maîtrise de soi

3) La Conscience sociale

4) La Capacité relationnelle

Le but est de réussir à utiliser l'intelligence émotionnelle pour progresser vers un objectif personnel ou collectif, de manière efficace, avec les autres.

Que pouvez-vous attendre de ce livre?

Relisez bien les quatre points cités précédemment...c'est très ambitieux! La raison en est simple: l'IE a une construction complexe. Il s'agit d'un ensemble complexe d'interactions au sein d'une personne qui, lorsqu'elle fait face au monde extérieur, devient encore plus articulée. Cependant, aucun défi ne nous fait peur! Dans les pages qui suivent, nous vous expliquerons brièvement le fonctionnement de l'intelligence émotionnelle, et nous vous montrerons comment mettre en pratique les bases grâce à des exercices simples. Attention, cependant, les conseils contenus dans ce livre ne seront pas suffisants à eux seuls pour que vous développiez une intelligence émotionnelle hors norme. Il n'y a pas une série d'exercices à faire ou à rédiger pour atteindre ce résultat. Vous devrez découvrir, vous impliquer, être patient.

Nous vous donnerons des conseils et proposerons des stratégies pour gérer les humeurs négatives, les émotions désagréables qui peuvent conduire à un comportement indésirable de votre part et de la part des autres. De plus, notre objectif est de faire en sorte que vous puissiez faire preuve d'intelligence émotionnelle pour pouvoir collaborer efficacement au sein d'un groupe, gérer des conflits, et aider les autres. Ceci sera évidemment possible si vous êtes, en premier lieu, heureux, enthousiaste, passionné et confiant...

Vous pensez que c'est trop? Vous y arriverez. Lisez la suite.

Les composantes de l'intelligence émotionnelle

Quand nous pensons à une personne émotionnellement intelligente, nous immaginons une personne qui réussit, pragmatique et charismatique. En bref, une personne dotée d'un ensemble de caractéristiques positives en ce qui concerne son comportement et son caractère. Nous avons déjà parlé de l'intelligence émotionnelle comme une utilisation intelligente des émotions pour progresser vers un objectif personnel ou collectif, de manière efficace, avec les autres

Cette définition est suffisante pour commencer à comprendre l'IE et ses composantes:

- Utiliser les émotions implique de savoir gérer ses émotions.
- Les utiliser intelligemment signifie savoir réfléchir sur ses émotions et choisir les réponses les plus appropriées.
- Progresser vers un objectif personnel implique de transporter l'énergie émotionnelle nécessaire pour trouver la juste motivation et atteindre un objectif.
- Progresser vers un objectif collectif implique d'être sensible et attentif aux autres.

En 2002, Goleman, Boyatzis et McKee ont introduit un modèle pour mieux comprendre l'intelligence émotionnelle, en divisant l'IE en quatre composantes principales très simples: deux composantes de compétences personnelles et deux de compétences sociales.

IE	Compétences personnelles	Compétences sociales
Conscience	**Conscience de soi** Conscience de soi émotionnelle Précision de la conscience Confiance en soi	**Conscience sociale** Empathie Conscience organisationnelle Disponibilité
Contrôle	**Maîtrise de soi** Maîtrise de soi émotionnelle Transparence Adaptabilité Objectif Initiative Optimisme	**Gestion des relations** Aide aux autres Leadership constructif Charisme Capacité de changement Gestion des conflits Collaboration

Comme vous pouvez le voir, beaucoup de compétences sont en jeu! Cela vous effraie-t-il? Notre but est de vous guider dans cette découverte et dans votre croissance interne. Et nous n'avons pas l'intention de nous arrêter!

Nous avons conçu ce livre pour que vous puissiez d'abord agir sur votre sphère personnelle, et ensuite passer à vos relations avec les autres. Pour que ce soit bien clair, au début de chaque chapitre, nous nous référerons à ce tableau, pour vous expliquer quel domaine nous allons découvrir, traiter et améliorer. Nous avons vraiment hâte de commencer!

Conscience de soi émotionnelle

(en haut à gauche de la matrice)

La conscience de ses propres émotions (conscience de soi émotionnelle) est une aptitude fondamentale pour l'IE. C'est la base à partir de laquelle d'autres compétences se construisent. Cela signifie comprendre ce qu'il se passe en vous émotionnellement, comprendre quelles émotions vous éprouvez, les reconnaître. Sans cette capacité, l'IE n'existe pas.

Comment vous sentez-vous?

Répondez à cette question. Comment vous sentez-vous à ce moment précis, alors que vous êtes en train de lire ce livre? Quelles sont vos émotions?

Bien, maintenant, demandez-vous pourquoi vous vous sentez ainsi. Pourquoi ressentez-vous une émotion particulière?

Cette deuxième question est fondamentale. Il ne suffit pas d'étiqueter vos émotions et de penser que, ça y est, le boulot est terminé. Comprendre ce que vous ressentez n'est que le début. Vous devrez essayer de comprendre vos émotions, de savoir d'où elles viennent, par quoi elles sont déclenchées, de comprendre les effets de vos émotions sur ce que vous faites.

Pour certaines personnes, cette étape est vraiment très simple et semble avoir un lien naturel et fort avec leurs humeurs. Cependant, d'autres personnes peuvent trouver cette expérience vraiment difficile et lutter pour analyser leurs états émotionnels. Pour réussir, ils doivent investir une grande quantité d'énergie. Et vous?

Que vous établissiez facilement un lien avec vos émotions ou que cela vous demande beaucoup d'efforts, dans tous les cas, atteindre la vraie conscience émotionnelle n'est pas quelque chose de facile. La société dans laquelle nous vivons, du moins la société “occidentale”, met l'accent de manière excessive sur l'action et la réaction, laissant peu de place à la réflexion et à la compréhension de ce qui se passe en nous. La frénésie de nos vies laisse peu de place à l'introspection, et c'est vraiment dommage. Sans parler des dommages que cela peut causer à nos vies: qu'arriverait-il si les émotions négatives prenaient le dessus sur nos vies? Pensez-y: lorsque vous vous détendez, êtes-vous vraiment calme et privé de pensées?

Nous voulons nous assurer que vos moments de détente soient vraiment précieux.

En bref, la conscience de ses émotions nécessite la capacité de reconnaître et d'ajuster son état émotionnel en allant au-delà de la simple identification des émotions, en passant à un niveau plus profond de recherche intérieure: en plus d'étiqueter les émotions, il faut comprendre pourquoi on les ressent.

Cette définition de la conscience de ses émotions permet de clarifier l'importance du pourquoi l'on ressent quelque chose. Ce n'est qu'en abordant cette étape qu'il est possible de faire des choix et de développer, à un stade ultérieur, un contrôle précis sur sa propre émotivité.

Les premiers pas vers la prise de conscience de ses émotions

Si vous y réfléchissez, tout ce que vous faites pendant la journée est affecté par votre état émotionnel. Il va sans dire qu'avoir une bonne conscience de vos émotions est fondamental pour vivre une vie heureuse et satisfaisante. Donc, que faire si vous vous rendez compte que vous n'êtes pas très doué pour cela? Si vous réalisez que vous devez améliorer la conscience de vos émotions, que pouvez-vous faire?

La première étape pour améliorer votre conscience émotionnelle est de reconnaître qu’il s’agit de quelque chose de difficile à faire. Regarder à l'intérieur de soi et comprendre d'où viennent certaines sensations peut être difficile et même douloureux. À ce stade, vous aurez probablement réalisé que vous devez modifier profondément la façon dont vous gérez votre vie quotidienne, qui vous êtes et comment vous réagissez aux événements de la vie: même ce changement n'est pas une promenade de santé. Vous allez devoir faire tout ça tout seul, vous impliquer, vous remettre en question. Vous devrez trouver du temps à consacrer à la prise de conscience de vos émotions, pour comprendre leur importance. Nous ne parlons pas d'heures, mais d'y consacrer quelques moments dans votre vie galopante. C'est un investissement qui paiera, un engagement qui sera récompensé.

Vous voulez savoir comment améliorer votre conscience émotionnelle? Vous êtes dans le bon état d'esprit et avez le bon livre en mains!

Il est temps de passer aux exercices!

Voici quelques techniques pour améliorer votre conscience émotionnelle.

Le réveil

- Téléchargez l'une des nombreuses applications qui proposent un chronomètre et une minuterie.
- Programmez-la afin de recevoir plusieurs alertes (5-6) pendant la journée.
- Lorsque l'alarme sonne, faites un tour d'horizon de vos émotions.
- Demandez-vous: Comment est-ce que je me sens? Pourquoi je me sens ainsi?

- Vérifiez si l'émotion que vous éprouvez est adéquate à ce moment précis, si elle est utile.
- Assurez-vous que ces alarmes sonnent lorsque vous faites des pauses dans votre journée, afin de ne pas être interrompu.

Du comportement aux émotions

- Pour vous connecter à vos émotions, analysez vos comportements. Il peut être difficile de lire une émotion. Parfois il est plus simple de lire des comportements. Ils sont, en effet, le reflet des émotions.
- Imaginez-vous faisant une vidéo des comportements que vous avez eu pendant la journée, parcourez-les mentalement. Réfléchissez et analysez vos comportements.
- Prenez note des différents comportements et des personnes qui vous ont fait ressentir quelque chose de spécial. Même les actions les plus simples sont liées aux émotions.

Le registre émotionnel

- Sur une feuille (de papier ou digitale), notez soigneusement les émotions que vous éprouvez pendant la journée. De cette façon, vous aurez un journal détaillé qui vous permettra d'analyser les événements, les modèles et de comprendre ce qui influe sur vos émotions.

- Demandez-vous: quelle est mon humeur lorsque je me réveille? Comment mon humeur change-t-elle pendant la journée? Qu'est-ce qui la fait changer?

Le balcon

- Imaginez que vous vous voyez de l'extérieur, comme si vous vous regardiez depuis un balcon.

- De cette façon, vous aurez une vision différente qui vous permettra de choisir quoi faire.

- Demandez-vous: dans quelle situation suis-je? Mes émotions sont-elles utiles ou sont-elles une entrave?

Le vocabulaire

- Utilisez les termes du tableau ci-dessous pour identifier et décrire ce que vous vivez.
- Évaluez l'intensité d'une émotion.

Exercez-vous à être précis dans la description de votre état émotionnel.

Colère	Tristesse	Joie	Peur	Confusion	Honte
Tourment	Déplaisir	Sécurité	Tourment	Curiosité	Embarras
Déception	Nostalgie	Tranquillité	Affolement	Ambivalence	Dégoût
Dépit	Mélancolie	Relaxation	Nervosité	Incertitude	Culpabilité
Agacement	Déception	Paix	Anxiété	Perplexité	Remords
Fatigue	Mauvaise humeur	Contentement	Stress	Tendresse	Découragement
Frustration	Méfiance	Plaisir	Consternation	Hésitation	Humiliation
Indignation	Malheur	Joie	Panique	Doute	Mortification
Colère	Affliction	Délice	Terreur	Egarement	Violation
Fureur	Désespoir	Extase	Phobie	Chaos	Dégradation

Confiance en soi

(en haut à gauche de la matrice)

En abordant la confiance en soi, nous entrons dans une zone plus précise de vos émotions. Mais qu'est-ce que cela signifie avoir confiance en soi? Cela signifie poursuivre ses idées, comprendre et définir sa propre valeur et sa signification. Les gens qui ont une haute confiance en soi donnent beaucoup d'importance à ce qu'ils peuvent donner au monde, ils reconnaissent leur valeur. La confiance en soi est l'un des avantages les plus importants de la conscience intérieure.

Qui suis-je? Quelles sont mes compétences? Où est ma place dans le monde? Quel est le sens de ma vie, son but? Quelles sont mes valeurs? Comment puis-je me comporter envers le monde?

Les personnes confiantes trouvent facilement des réponses à ces questions, mais cela peut être difficile pour d'autres personnes. Le secret réside dans la façon dont vous voyez vos journées. Ce que vous devriez être capable de faire est de rassembler des énergies émotionnelles positives, pour vous assurer que vos journées soient caractérisées par beaucoup de positivité. À partir de vous-même, en creusant dans votre mode de vie.

Voici un exemple.

Imaginez deux personnes qui sont au volant une bonne partie de leurs journées (qu'ils soient livreurs, commerciaux...cela n'a pas vraiment d'importance). Dès qu'elles se réveillent le matin, elles commencent leur tournée et se déplacent en permanence. Elles font une livraison, accomplissent leur travail et partent ensuite pour une demi-heure ou plus de route. La première personne est stressée, inquiète, elle travaille beaucoup et a le sentiment qu'elle pourrait obtenir plus de ses journées. Face à des questions comme celles posées plus tôt, elle se sent perdue, inquiète, triste: sa confiance en soi n'est certainement pas à son maximum. Elle ne tire pas d'énergies émotionnelles positives de son activité et de ses journées.

Ces énergies peuvent être obtenues lorsque nous nous sentons actifs dans quelque chose de positif, que nous apprécions ce que nous faisons, que nous profitons au maximum de notre temps. Nous ne nous référons pas nécessairement à une activité spécifique: même le repos et la relaxation peuvent nous donner des sensations positives à partir desquelles nous pouvons puiser de la force. C'est à vous de découvrir comment faire et nous allons vous y aider.

Et la deuxième personne…

Nous ne l'avons pas oublié! Elle se réveille le matin et commence sa tournée, elle commence un long trajet en voiture. Cependant, contrairement à la première personne, elle chante ses chansons préférées en conduisant. Ça la fait se sentir bien. Elle ne perçoit pas ses trajets en voiture comme quelque chose d'ennuyeux et mortifère. En fait, elle est impatiente de monter en voiture et de démarrer sa journée. Le week-end, elle sort quelques heures avec ses amis, ils se retrouvent dans un bar avec karaoké. Elle n'est pas très douée pour le chant, mais ils s'amusent, et elle prend part à ce moment très positif passé ensemble. En bref, son temps est caractérisé par des émotions positives, et cela la remplit d'énergies émotionnelles. Elle n'a peut-être jamais remarqué à quel point elle se sent confiante. Mais avant même d'avoir lu les questions énumérées ci-dessus, elle se sentait intriguée, remplie d'énergie et positive.

Ces deux personnes font le même travail. Malgré cela, en leur parlant, vous n'aurez probablement pas cette impression. Continuons ce scénario, avec ces deux personnes, et emmenons-les à un dîner de fin d'année organisé par l'entreprise. La première personne (en admettant qu'elle participe) arrivera avec des émotions négatives, un sentiment d'ennui et ne sera pas vraiment d'humeur à s'amuser ou à passer une soirée relaxante. La deuxième personne (probablement enthousiaste à propos de l'événement et seulement un peu déçue que l'organisateur n'ait pas organisé de karaoké) sera l'une des premières à arriver.

Imaginons que ces deux personnes se parlent.

Elles découvrent qu'elles vivent des vies vraiment similaires, toutes deux vivent momentanément seules, dans un petit appartement, elles ont à peu près le même âge et effectuent les mêmes tâches, avec les mêmes horaires. Après avoir parlé un peu, elles sont toutes les deux très surprises. La première personne se demande comment il est possible dans cette situation d'être si positif et confiant, et vice versa, la deuxième personne reste incrédule de voir un collègue aussi négatif. Elles parlent de leurs trajets et de cette petite différence substantielle, qui est de chanter dans la voiture. Soudain, la première personne, inquiète et négative, entrevoit une lueur qui pourrait rendre ses journées intéressantes. Elle n'aime pas chanter, cependant, elle a toujours rêvé d'apprendre le portugais. Depuis ce dîner d'entreprise, elle passe son temps en voiture, à écouter des leçons de portugais, en exerçant sa prononciation. Elle finit même par écouter des podcasts dans sa langue maternelle. Sa vie a changé à tout jamais. Elle parvient maintenant à retirer de ses journées des énergies émotionnelles positives. Face aux questions posées précédemment, elle réagira totalement différemment. Elle aura davantage confiance en elle.

Faisons-les se rencontrer de nouveau.

La première personne décide de rencontrer à nouveau son collègue qui, avec cette idée simple, a changé sa façon de voir les choses. Elles se trouvent dans le bar préféré de la deuxième personne. La première personne remercie la seconde. Cette dernière se sent encore plus confiante, en voyant qu'elle a aidé quelqu'un d'autre et une amitié naît. Les nouvelles amitiés renforcent la confiance en soi. La vie de ces deux personnes est plus riche en énergies émotionnelles positives. Cette positivité est importante pour faire face à des moments plus complexes, c'est une richesse qui permet d'éviter de nombreuses émotions négatives.

Il s'agit là d'un simple exemple, mais il est utile de comprendre comment un changement dans la façon de voir les choses peut être l'élément déclencheur qui permettra de rassembler beaucoup d'énergies émotionnelles et de retrouver la confiance en soi.

Il est temps de passer aux exercices!

Voici quelques techniques pour améliorer votre confiance et votre estime de soi

Rapprochez-vous des gens

Lorsque vous êtes heureux, approchez-vous d'une personne pour lui transmettre un sentiment de bienveillance: de cette façon vous permettrez à cette personne de se sentir mieux et d'être à l'aise. Et si vous n'êtes pas heureux? Si vous approchez une personne en étant de mauvaise humeur, vous lui passerez ce sentiment et il n'en ressortira rien de bon. Essayez d'être constructif et positif chaque fois que vous rencontrez quelqu'un. De cette manière, si vous n'êtes pas heureux et que vous rencontrez quelqu'un, cette personne pourra réagir positivement à votre bienveillance et vous transmettra sa positivité. Vous obtiendrez des énergies émotionnelles positives. Essayez de sourire.

Le défi

Rester assis n'est pas un bon moyen d'améliorer son estime de soi. Impliquez-vous. Recherchez dans votre vie, votre travail et vos loisirs les situations qui peuvent vous mettre à l'épreuve et faire ressortir vos qualités.

Feedback

N'ayez pas peur de faire des commentaires positifs et constructifs aux gens qui vous entourent. Complimentez-les. Vous initierez un cercle vertueux de communication qui mènera à ce que d'autres personnes reconnaissent également votre travail. Ils vous complimenteront et votre confiance augmentera.

Valeurs et compétences

- Faites une liste de vos valeurs et des compétences qui vous définissent.
- Pensez à la façon dont ces valeurs et compétences peuvent être utiles dans votre vie. Exploitez-vous pleinement votre potentiel?
- Pensez aux occasions (dans le travail et la vie) au cours desquelles vous avez utilisé vos compétences

et que vous avez été en adéquation ou non avec vos valeurs.

- Pensez à comment vous pouvez vivre et travailler dans le respect de ces compétences et valeurs qui vous définissent.

La mission

Trouvez quelque chose qui peut donner un but à vos journées: trouvez votre mission personnelle. Une fois que vous avez à l'esprit ce qui est important pour vous et pour votre vie, essayez d'inclure cette chose dans chaque aspect de votre vie. Parlez avec les gens qui vous entourent et avec qui vous passez du temps.

Comment faire confiance aux intuitions

- Analysez soigneusement vos problèmes de manière logique et en utilisant les connaissances que vous avez.
- Ensuite, utilisez votre conscience de vous-même ainsi que vos

compétences pour comprendre ce qu'il serait juste de faire.

- Tous les obstacles ne peuvent pas être surmontés par la seule logique. Parfois, il est nécessaire de compter sur vos propres intuitions. Avec la conscience, vous serez en mesure de faire davantage confiance à vos intuitions.

D'où les émotions proviennent-elles?

(en bas à gauche de la matrice)

Afin d'essayer de comprendre les émotions, il faut se plonger dans les souvenirs et les croyances qui peuvent être enfouis, cachés dans notre esprit. Certaines découvertes peuvent être douloureuses, cependant, c'est un moment crucial pour construire son intelligence émotionnelle.

En prêtant attention à notre corps, nous pouvons sentir différentes parties de celui-ci s'activer lorsque nous ressentons une émotion. Mais la plupart du temps, c'est dans le cerveau que tout commence et se termine. Nous vous avons parlé, au début de ce livre, de la relation très étroite et complexe entre l'émotion et la cognition. Pour vous expliquer tout cela en détail, nous aurions besoin de plusieurs livres comme celui-ci. Nous avons donc décidé de vous fournir les informations nécessaires, puis de nous concentrer sur la pratique. Pour faire simple, on peut dire que les émotions se manifestent dans un contexte et si elles sont fonctionnelles, elles produiront une réponse. De même, si un comportement produit une émotion positive, le comportement sera reproduit.

Cela vous semble encore un peu confus? Voici quelques exemples.

Un enfant joue pour la première fois au football et marque son premier but. Ses coéquipiers sont heureux et par conséquent, il se sent bien. Il continuera à jouer au foot à l'avenir: ce comportement a créé une émotion positive, le comportement sera donc reproduit.

Le même enfant s'approche d'un chien sur le perron de la maison de son grand-père. Le chien aboie, légèrement agacé. Il ne veut pas blesser l'enfant, mais lui fait comprendre d'arrêter. L'enfant prend peur. A partir de ce jour, il y réfléchira à deux fois avant d'approcher un chien qui dort. Ce comportement a généré une émotion négative: cette action ne sera donc plus réitérée.

Apprendre une émotion

Dans ces exemples, nous avons montré comment il est possible d'apprendre à travers les émotions. Mais est-il également possible d'apprendre une émotion? La question ici est beaucoup plus complexe et nous nous concentrerons surtout sur la façon dont les émotions naissent et comment elles se manifestent.

Imaginez que vous êtes en réunion avec vos collègues. Vous présentez votre idée et quelqu'un vous interrompt brusquement. Votre réaction corporelle sera probablement la colère. Vos mains s'échaufferont, votre visage vous semblera brûlant, et vos battements de cœur commenceront à s'accélérer. En une demi-seconde, vous vous mettrez à insulter ce grossier personnage, initiant une dispute qui ne mènera nulle part.

Votre corps s'est engagé dans un comportement dicté par la colère. Les conséquences ont été négatives pour vous et pour votre collègue impoli.

Dans cet exemple particulier, la colère a pris le dessus sur les autres émotions et votre côté plus rationnel, qui était pourtant prêt à proposer un grand nombre de comportements alternatifs. Si vous aviez ressenti une émotion comme la tristesse, vous seriez probablement parti, mortifié par cet acte “violent" envers vous. Si la peur avait prévalu, vous seriez resté silencieux, recroquevillé sur votre chaise. De quoi cela dépend-il? Qui décide de l'émotion à exprimer?

Encore une fois, nous allons simplifier les choses: il s'agit de souvenirs. Si dans votre passé, il vous est déjà arrivé d'être interrompu par quelqu'un et que vous l'ayez fait taire avec succès, la réaction de la colère prédominera probablement, peu importe le contexte (ici une réunion professionnelle). L'émotion a eu le dessus. Mais est-il possible de remplacer une émotion par une autre dans ce cas? Devons-nous nous résigner? Non, et en ce sens, il est possible “d'apprendre” une émotion, ou plutôt d'apprendre à la gérer. Lisez attentivement ce qui suit.

Si, au cours de la réunion, votre collègue vous interrompt et que vous êtes capable de reconnaître et de contrôler vos émotions, vous pouvez reconnaître la physiologie de la colère, la sentir grandir en vous et décider de réagir différemment. Par exemple d'une manière agacée, en demandant poliment à la personne de se taire. Après avoir développé votre intelligence émotionnelle, vous serez donc en mesure de comprendre que vous avez été interrompu au milieu d'un discours important, de comprendre que vous éprouvez de la colère, de la contrôler, de comprendre que l'autre personne n'avait pas de mauvaises intentions, qu'elle a simplement commis un faux pas. Vous commencerez à ressentir un sentiment positif, faisant abstraction de l'erreur de la personne pour le bien du groupe et des objectifs de l'équipe. Avec la pratique, ces étapes seront naturelles et vous les mettrez en place sans effort. Comment? Nous vous l'expliquerons plus tard.

Les préjudices des émotions

Comme nous l'avons vu dans l'exemple précédent, quand les émotions prennent le dessus, elles peuvent causer des dommages. Si vous êtes complètement submergé par l'amour pour l'un de vos proches, déclenchant ainsi une série de câlins et de bisous, vous n'aurez probablement pas de conséquences négatives. Cependant, un sentiment d'insécurité persistant entravant chaque opportunité d'agir peut être très lourd à porter une vie entière. Quand certaines émotions prennent le dessus, elles peuvent faire d'énormes dégâts. Ces émotions sont:

- **Colère**
- **Peur**
- **Honte**
- **Tristesse**
- **Insécurité**
- **Embarras**

Nous avons tous déjà vécu des moments où certaines de ces émotions ont pris le dessus. Pour éviter que cela ne se reproduise, vous devrez compter sur la partie la plus rationnelle de votre cerveau et utiliser des stratégies et des astuces. En voici quelques-unes.

Colère

La colère a souvent pour conséquence les cris et la violence, jusqu'à provoquer parfois des dommages physiques aux choses et aux gens. Inutile de le dire, il est préférable d'éviter certains comportements, en particulier lorsque l'on poursuit des objectifs communs. Essayez de remplacer ces comportements: voici quelques idées.

Communiquez efficacement et gérez les conflits;

Prenez quelques instants pour réfléchir avant de faire quoi que ce soit;

Ecoutez les autres;

Trouvez des activités qui peuvent vous aider à trouver la sérénité;

Parlez avec un spécialiste, cela peut être très utile.

Peur

La peur peut vous bloquer, vous faire faire des choix irrationnels et nuisibles, vous faire reculer, développer des obsessions, vous éloigner d'opportunités, vous enfermer dans votre zone de confort. Vous n'atteindrez pas vos objectifs de cette façon-là.

Affrontez ce qui vous fait peur avec calme;

Arrivez préparé à l'événement qui vous effraie;

Développez vos compétences pour résoudre des problèmes;

Répétez des comportements qui vous font vous sentir en sécurité, à l'aise.

Honte

Si la honte prend le dessus, vous serez amené à vous cacher, vous aurez du mal à vous sociabiliser, vous vous sentirez inférieur, vous serez dépendant du jugement des autres, vous aurez peur de faire des erreurs, vous ne progresserez pas dans vos objectifs.

Présentez des excuses;

Prenez vos responsabilités;

Réparez les dommages causés;

Montrez votre repentir.

Tristesse

Être sous l'emprise de la tristesse peut vous faire perdre toute motivation. Vous vous lamenterez, serez indécis, paresseux et inactif. Vous agirez de manière peu responsable en négligeant ce qui est vraiment important, vous perdrez tout intérêt pour ce que vous aimez et cela pourrait avoir des effets très lourds sur votre santé.

- Prenez soin de vous;
- Soyez attentif à votre alimentation;
- Changez votre routine;
- Faites quelque chose de bien pour quelqu'un d'autre;
- Confiez-vous à un proche;
- Parlez-en à un spécialiste.

Insécurité

L'insécurité conduit à ne pas prendre position, à éviter les défis et les choix. Une autre facette de l'insécurité peut conduire à exagérer la réalité, raconter des histoires qui ne sont pas vraies, montrer des comportements excessivement critiques ou déformer la réalité.

Inspirez-vous des autres;

Faites-vous des compliments (oui, à vous-même);

Essayez de sortir de votre zone de confort;

Aidez les personnes moins fortunées;

Appréciez chaque petit succès.

Embarras

L'embarras peut conduire à une série de comportements sournois. Le sentiment de ne pas être à sa place peut vous conduire à rabaisser la réalité, être sur la défensive, inventer des excuses, blâmer les autres, mentir et répercuter votre inconfort sur ceux qui sont plus faibles que vous.

Apprenez à rire de vos défauts;

Soyez positifs envers les autres;

Vous êtes des humains, vous comme les autres, rappelez-vous-en;

Demandez de l'aide pour atteindre vos objectifs.

Comment comprendre les émotions

Rappelez-vous que nous ne sommes pas ici pour supprimer vos émotions, ce n'est pas le but de l'IE. Votre objectif doit être de les reconnaître, de les contrôler et de choisir ensuite le comportement idéal. Rappelez-vous:

1) Prenez conscience de ce que vous ressentez et pourquoi vous le ressentez;

2) Gérez vos émotions et évitez de les laisser prendre le dessus (dans le chapitre suivant, nous vous expliquerons les techniques pour faire cela).

3) Utilisez les informations obtenues à partir de vos émotions, elles sont très précieuses. Agissez ensuite avec un comportement approprié:

- Le sentiment de colère vous indiquera que quelque chose d'injuste est arrivé et qu'un conflit doit être résolu;

- Le sentiment d’anxiété vous indiquera que vous devez gérer la situation de manière plus précise;

- Le sentiment de tristesse attirera votre attention sur la nécessité de faire des changements dans votre vie;

- Le sentiment de peur vous indiquera une situation qui pourrait potentiellement présenter des pièges ou des dangers;
- Le sentiment de honte vous indiquera que vous devez vous excuser pour quelque chose ou apprendre d'une erreur;
- Le sentiment d'insécurité vous indiquera la nécessité de mieux développer vos compétences;
- Le sentiment d'embarras vous indiquera que vous devez davantage accepter qui vous êtes.

Après avoir examiné ces informations, demandez-vous: comment dois-je me comporter? Que dois-je faire pour gérer la situation et être en adéquation avec mon objectif?

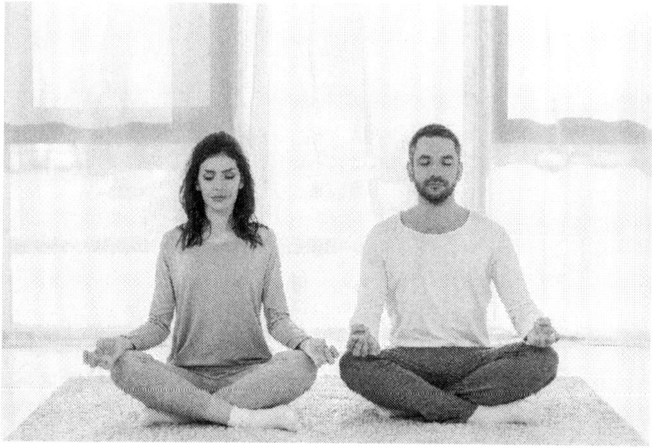

Stratégies pour contrôler les émotions

(en bas à gauche de la matrice)

Les émotions peuvent être contrôlées. Beaucoup de gens ne savent pas que l'on peut contrôler ses émotions. C'est non seulement possible, mais dans certains cas, c'est nécessaire, afin de ne pas se laisser submerger par les émotions elles-mêmes. Il y a deux façons de contrôler les émotions: par le comportement et par la cognition. Bien sûr, il y a des règles à suivre.

Contrôler ses émotions par le biais du comportement

D'un point de vue comportemental, il y a un principe fondamental pour pouvoir implémenter une stratégie de contrôle d'une émotion.

Le cerveau évite les émotions qui sont éloignées de la physiologie du corps.

Quand vous sentez que vous éprouvez une émotion qui est susceptible d'avoir des répercussions négatives, demandez-vous quelle émotion vous devriez ressentir pour tirer le meilleur parti de cette situation. Comportez-vous sur la base de cette émotion.

Par exemple, si vous vous sentez paresseux, mou et que vous voulez vous sentir plein d'énergie, commencez à bouger et très probablement vos émotions commenceront à s'aligner sur votre comportement. Si vous vous sentez triste, commencez à faire quelque chose qui vous rend heureux. Vos émotions auront tendance à s'accorder avec votre comportement.

Contrôler ses émotions par le biais de la cognition

Les émotions peuvent également être gérées par des pensées. Quand quelque chose nous arrive, nous avons tendance à attribuer des significations à l'événement et à croire que les choses se sont passées d'une certaine manière pour une raison quelconque. Voici un exemple qui peut rendre l'explication plus claire.

Imaginez que vous êtes au travail et un de vos supérieurs vous donne un travail supplémentaire à faire. Vos pensées à ce sujet peuvent être diverses. Pourquoi vous a-t-il choisi pour faire ces tâches supplémentaires? Vous pourriez penser qu'il veut ruiner votre vendredi soir, qu'il s'acharne contre vous. Au contraire, vous pourriez aussi vous dire que l'entreprise a beaucoup de travail et que cela doit être fait rapidement. Vous pourriez en déduire que votre supérieur vous fait confiance et que c'est la raison pour laquelle il vous a choisi pour cette tâche importante. Votre réponse émotionnelle sera différente en fonction de ce que vous pensez. Parmi les différentes pensées qui peuvent faire leur chemin dans votre esprit, il peut y avoir ce que nous appelons les pensées saboteuses. Ce type de pensées peut être délétère et ruiner complètement vos journées et votre vie en générant des émotions négatives. Tout ce que vous avez à faire est de remplacer ces pensées trompeuses et dangereuses par d'autres plus rationnelles. C'est tout. Voici quelques exemples:

Pensées saboteuses	Pensées rationnelles
Je ne dois faire aucune erreur si je veux être une personne méritante.	Je fais de mon mieux. Personne n'atteint la perfection et l'omnipotence
J'ai besoin de l'amour des gens autour de moi, je ne dois pas les décevoir	L'amour et l'approbation sont de bonnes choses, je peux les chercher mais je peux aussi vivre sans
Les gens doivent toujours bien se comporter. Quand ils ont tort, ils doivent être punis	L'erreur est humaine et peut se produire. Je peux réagir calmement et résoudre la situation
Ma tristesse et mon malaise sont dus à	De nombreux événements ne

quelque chose qui n'est pas sous mon contrôle. Je ne peux rien y faire.	peuvent pas être contrôlés. Les pensées, quant à elles, peuvent l'être. Celles qui provoquent des réactions négatives sont sous mon contrôle: elles doivent être éliminées
Si les choses ne vont pas dans mon sens, la vie se trompe, elle est mauvaise	Les événements sont souvent imprévisibles et personne ne peut les contrôler. Cela peut être frustrant et je dois y faire face
Je serai plus heureux en contournant les difficultés de la vie	Éviter les difficultés peut avoir des répercussions sur l'avenir, et le problème est toujours présent: il est important d'agir
Je dois m'inquiéter de tout ce qui est négatif et le garder loin de moi	Je peux essayer d'accepter les événements négatifs et d'y faire face, afin

	de grandir, d'apprendre à les gérer et à les combattre
Tous les problèmes devraient avoir une solution, et il est impensable qu'il n'y en ait pas.	Les difficultés peuvent être abordées de plusieurs façons. Parfois, il est utile de s'arrêter pour réfléchir afin de trouver des alternatives.
Je ne dois ressentir aucune douleur ou souffrance. Je dois faire tout ce que je peux pour ne pas les ressentir	La douleur et la souffrance font partie de la vie et ce n'est qu'en les affrontant que je peux apprendre à les comprendre et à les gérer
Je dois me mettre en colère quand les gens se lamentent sur leurs problèmes et qu'ils ne sont pas satisfaits de ce qu'ils ont	Ma colère et ma rancune ne peuvent pas faire beaucoup pour aider les gens. Que puis-je faire pour améliorer la situation?

Les événements de mon passé sont la cause de mes problèmes et continuent d'influencer mes sentiments et mes comportements	Je peux agir sur le présent. En modifiant mes pensées, je peux arrêter de ressentir des sensations négatives et des émotions vécues dans le passé et avancer dans ma vie
Nous sommes tous dépendants de quelqu'un de plus fort ou plus élevé que nous	Je peux demander l'aide d'autres personnes pour apprendre à faire les choses, prendre confiance en moi et ensuite voler de mes propres ailes

Ce ne sont que quelques exemples. Votre vie est peut-être remplie de pensées et de croyances similaires. Ce que vous devez essayer de faire est de les identifier, de les éliminer et de les remplacer par des pensées rationnelles.

Il est temps de passer aux exercices!

Comment gérer vos émotions.

Gérer la colère

- Retardez vos réactions de colère autant que possible. Cela vous permettra d'avoir plus de temps pour choisir comment vous comporter.
- Identifiez les raisons qui vous font enrager et essayez de les anticiper.
- Faites quelque chose d'agréable ou de relaxant lorsque vous êtes en colère. Cela vous permettra de vous calmer rapidement.
- La colère se présente souvent face à l'injustice. Cependant, les gens peuvent parfois avoir des comportements que vous seul percevez comme injuste. Analysez ce qui est bien ou mal pour vous et alignez-vous avec la réalité.
- Choisissez soigneusement quand cela vaut la peine de se battre.

Respirez et demandez-vous si ça vaut vraiment le coup. Est-ce quelque chose qui nécessite vraiment un affrontement?

Gérer l'anxiété

L'anxiété tend à déformer la vision des choses et créé chez les gens des situations de crise: ils se demandent quoi faire, ne trouvent pas de réponse et sont paralysés. Il est crucial de vous poser les bonnes questions lorsque vous éprouvez de l'anxiété.

- Qu'est-il en train de se passer?
- Que pourrait-il se passer?
- Quelle est la probabilité que cela se produise?
- Puis-je le contrôler?
- Est-ce que je peux faire quelque chose?
-

À ce stade, vous comprendrez s'il est nécessaire ou non de vous inquiéter. S'il n'y a pas de raison de s'inquiéter, vous pouvez analyser la situation calmement et trouver les meilleures solutions.

Une autre stratégie pour analyser la situation qui crée de l'anxiété, est de faire une liste des événements qui pourraient potentiellement se produire et pour chacun de ces événements, trouver une solution. De cette façon, vous arriverez préparé pour faire face aux différents scénarios possibles et vous éprouverez ainsi moins d'anxiété.

Gérer la honte et l'embarras

- Les sentiments de honte et d'embarras vous permettent de comprendre que vous venez d'agir contre vos valeurs. Affrontez cette situation et analysez s'il est approprié de présenter des excuses. Faites-le.

- Évaluez soigneusement ce qui s'est passé. Êtes-vous vraiment celui qui devrait ressentir de la honte et de l'embarras? Vous pouvez vous retrouver dans des situations où vous n'avez rien fait, mais vous sentir coupable de quelque chose fait par d'autres personnes. Analysez bien la situation et évaluez si vous devez vraiment vous sentir coupable.

- La honte et l'embarras surviennent lorsque des erreurs sont faites. Chaque erreur est une occasion d'apprendre et de grandir. Affrontez ces émotions et soyez conscient que vous pourrez faire un pas en avant chaque fois que vous les ressentez. Commencez à les voir d'une manière positive.

- Si vous avez honte ou que vous êtes embarrassé de quelque chose qui s'est produit dans le passé, apprenez à accepter ce choix et considérez-le comme une expérience passée. Il sera toujours présent, mais comme une partie de votre vécu, utile pour l'avenir.

Gérer la tristesse et la frustration

Si vous éprouvez ces émotions, c'est que vous rencontrez très probablement une situation qui vous prend beaucoup d'énergie. Agissez dans ce sens.

- Faites des activités qui vous font vous sentir plein d'énergie et d'envie de vivre.

- Autant que possible, éliminez toutes les activités qui vous enlèvent de l'énergie positive.
- Augmentez votre activité physique.
- Mangez de manière saine (la nutrition est essentielle!).
- Prenez du temps pour vous.
- Vivez en adéquation avec vos valeurs.
- Pour atteindre votre objectif, insérez-y des étapes qui vous permettent d'atteindre des mini-objectifs ou objectifs intermédiaires. Vous gagnerez en enthousiasme, optimisme et vous sentirez plein d'énergie.
- Remplacez les pensées saboteuses par des pensées rationnelles.
- Parlez à un professionnel. Ecoutez les conseils d'un spécialiste, ça ne mange pas de pain!

Atteindre les objectifs

(en bas à gauche de la matrice)

Le succès et la réalisation des objectifs que vous vous êtes fixés, dépendent de deux étapes liées à la gestion de vos émotions. Vous devez d'abord être en mesure de développer une forte passion, de l'enthousiasme et du désir: ils vous guideront sur le chemin vers votre objectif. Ensuite, vous devez utiliser la force des émotions positives liées à cette passion pour surmonter les défis, abandonner les tentations et combattre la paresse. C'est simple, non?

Ce que vous venez de lire est logique, linéaire. Mais comment faire pour créer un ensemble d'émotions positives qui vous permettront d'abandonner les tentations et d'aller directement au but?

C'est une bonne question! Et pour connaître la réponse, vous vous retrouverez au milieu d'un conflit où s'affrontent les émotions et la rationalité. Nous avons dit précédemment que les zones du cerveau à partir desquelles les émotions commencent, et celles qui génèrent la pensée et les actions sont différentes et étroitement liées les unes aux autres. Cependant, elles veulent parfois faire des choses complètement différentes. Prenons un exemple: imaginez que vous êtes à une fête. Tout le monde s'amuse et trinque, il règne une atmosphère fantastique. On coupe le gâteau et vous en mangez une bonne part. Vous rentrez chez vous après avoir passé un super moment. Le lendemain, vous vous sentez coupable d'avoir mangé cette part de gâteau: vous essayez pour la énième fois de suivre un régime, mais encore une fois, vous avez craqué. C'est la troisième fois de la semaine que vous mangez un dessert, vous n'arrivez pas à dire non. Alors que cette pensée vous traverse l'esprit, vous êtes déjà en train de vous diriger vers le congélateur pour prendre une glace. Que se passe-t-il?

Pour simplifier, nous pouvons dire qu'il y a là un conflit. Une partie de votre cerveau vous dit que vous ne devriez pas manger de dessert car vous essayez de perdre quelques kilos, alors qu'une autre zone de votre cerveau sait qu'il y a de la glace dans le congélateur et en veut.

L'émotion "gagne" sur la rationalité qui reste silencieuse. La raison en est simple: le dessert est bon, donc je le mange. Ce qui est dommage, c'est que la culpabilité prend ensuite le dessus, ce qui déclenche un cercle dont il est difficile de sortir. Ce cercle doit être brisé! Comment faire? Cela commence par la conscience de soi et de ses émotions, cela commence par l'IE.

Tout d'abord, êtes-vous vraiment sûr de ressentir les bonnes émotions concernant votre objectif? Ayez une image claire de ce que vous souhaitez atteindre. Imaginez les détails, les sensations, les couleurs, les parfums et même les sons. Rendez cette vision aussi riche que possible. Appréciez les sensations. Ce n'est qu'en atteignant cet objectif que vous pourrez les ressentir. De cette façon, vous activerez des émotions positives liées à votre objectif. Vous ferez littéralement comprendre à la partie émotionnelle de votre cerveau (qui voudrait prendre une glace) que ce que vous voulez atteindre est infiniment meilleur qu'une satisfaction instantanée éphémère.

Êtes-vous vraiment motivé pour atteindre cet objectif? Que signifie-t-il pour vous? Les sentiments positifs que vous éprouvez sont-ils forts? Si c'est le cas, les tentations n'auront aucune chance. En continuant sur l'exemple de l'alimentation, votre motivation sera de vous sentir mieux, d'être en meilleure santé. Pensez de manière positive à ces bienfaits, renforcez votre motivation avec des émotions positives. De cette façon, vous allez créer un cercle vertueux et chaque fois que vous renoncerez à une part de gâteau ou à une glace, vous vous sentirez immédiatement satisfait, plus fort et prêt à poursuivre vers votre objectif.

Et si les choses se passent mal malgré tout? Que faire si votre objectif est trop difficile à atteindre?

Restez optimiste ! Nous ne parlons pas seulement de voir le verre à moitié plein. Quand nous parlons d'optimisme, c'est un peu plus que ça. Pour être vraiment optimiste, vous devez suivre quelques étapes:

- Faites de votre mieux pour analyser la situation objectivement. Quel est le problème? Que pourrait-on faire différemment, que pourrait-on faire mieux?

- Il est important de comprendre que le résultat dépend de vous. Il peut arriver de ne pas atteindre un objectif, mais vous pouvez essayer de nouveau. Cependant, vous devez accepter que ce résultat négatif est la conséquence de vos actes. C'est à vous de changer les choses, de les améliorer, de vous reprendre et de recommencer.
- Le changement est possible et c'est à vous de le mettre en action.
- Mettez en marche le changement. Lorsque vous aurez déterminé clairement ce qui a mal tourné, vous pourrez changer les choses, agir en conséquence et faire une autre tentative.
-

C'est ça la pensée d'une personne optimiste. L'échec est une expérience qui crée des émotions négatives, cependant, vous devez savoir comment les gérer. Adopter ce style de pensée vous permettra de faire face à l'échec, de mettre de côté les émotions négatives et de conserver la positivité et de rejoindre de nouveau le cercle vertueux.

Il est temps de passer aux exercices!

Garder un œil sur l'objectif

- Essayez de penser régulièrement à votre objectif et aux récompenses que vous obtiendrez en l'atteignant. Assurez-vous que votre pensée soit riche en détails positifs.
- Faites une liste de toutes les tentations qui peuvent vous empêcher d'atteindre votre but. Comment pouvez-vous les empêcher de vous barrer la route?
- Faites une liste des objectifs intermédiaires à atteindre. Vous gagnerez de nouvelles énergies positives chaque fois que vous en atteindrez un.

Pratiquez avec optimisme

- Faites face aux défis quotidiens d'une manière positive. Quand ils se mettront sur votre chemin, vous serez prêt à les gérer.

- Lorsqu'un défi ou un événement se présente devant vous, éliminez les pensées saboteuses et remplacez-les par des pensées rationnelles et positives. Acceptez tous les défis.

- Choisissez d'être optimiste peu importe le résultat. Si vous n'atteignez pas votre objectif, ce sera alors une nouvelle occasion d'apprendre, rappelez-vous-en.

Conscience sociale

(en haut à droite de la matrice)

Il est temps de sortir! Jusqu'à présent, nous avons parlé de l'intelligence émotionnelle dans le cadre de votre esprit, mais sans les autres, sans les gens qui vous entourent. L'IE, seule, n'aurait aucun sens. C'est confrontée aux autres qu'elle prend tout son sens. L'être humain est très sociable et tend à avoir des relations étroites avec ses semblables: certaines sont utiles, d'autres désastreuses. Dans tous les cas, vous devrez collaborer, travailler et vivre avec des personnes qui, comme vous, ont des sentiments, des émotions, des comportements, des objectifs, des pensées. Communiquer le plus efficacement possible est le secret pour vivre ensemble de manière productive, agréable, et gérer les conflits de manière adéquate et positive. Pour ce faire, vous avez besoin d'empathie.

Nous sommes sûrs que vous en avez déjà entendu parler. L'empathie peut être résumée comme étant la capacité d'écouter avec un intérêt actif la personne ou les personnes en face de vous. Pour écouter activement, vous devrez faire un effort comportemental conscient. Pour montrer votre intérêt, vous devrez respecter l'autre personne et ce qu'il a à offrir. Au niveau de la communication, soyez conscient que comprendre est aussi important qu'être compris. Ecouter est aussi important qu'être entendu. S'intéresser à quelqu'un est aussi important que de recevoir de l'intérêt. Les idées des autres ont la même valeur que les vôtres et le respect doit toujours être présent dans les communications. En communicant de cette façon, votre communication sera empathique et efficace.

Attention! Être empathique ne signifie pas forcément être d'accord avec l'autre personne et accepter ce qu'il dit. L'empathie doit permettre une collaboration saine. Grâce à cela, vous pourrez comprendre le point de vue de l'autre personne, comprendre ses besoins et ses sentiments concernant le sujet abordé. Grâce à l'empathie, vous pouvez créer un environnement communicatif idéal dans lequel il sera alors possible d'atteindre le point de rencontre où vous pourrez poursuivre un objectif commun.

Laissez-nous vous donner plus d'explications. Voici quelques exemples de comportements à éviter. Ces comportements sont le contraire de l'empathie. Ils doivent être mis de côté si vous voulez communiquer de manière fructueuse. Jetez un coup d'œil et réfléchissez au nombre de fois où vous les avez employés dans vos discussions.

12 comportements à éviter pour communiquer avec empathie

1) Critiquer: donner des jugements négatifs;

2) Utiliser des stéréotypes: rabaisser ou classer les personnes en fonction de leurs caractéristiques;

3) Sous-estimer la personne: juger la personne et lui faire comprendre qu'elle est inférieure;

4) Exagérer sur les compliments: même faire trop de compliments à quelqu'un peut éroder la conversation, vous faire perdre en crédibilité et faire croire à la personne que jusqu'à présent, elle n'était pas à la hauteur;

5) Donner des ordres: il n'y a pas grand chose à ajouter;

6) Menacer: ...voir ci-dessus.

7) Parler avec le recul: dire à une personne ce qu'il aurait dû faire après que quelque chose se soit produit. Cela ne l'aide pas;

8) Poser trop de questions: vous serez intrusif et irrespectueux;

9) Donner des solutions aux problèmes des autres: il est peu probable que vous connaissiez tout d'une personne, et lui dire quoi faire peut être vraiment pénible;

10) Ignorer les problèmes des autres (même en étant distrait): l'autre personne aura l'impression que vous rabaissez ses problèmes;

11) Faire référence à la logique: faire appel à la logique semble une idée

sage, cependant, ne pas considérer les émotions des gens est une erreur grave;

12) Rassurer: essayer d'empêcher une personne de ressentir ses propres émotions négatives peut même aggraver la situation.

Vous vous êtes surement reconnu dans certains de ces comportements, et vous n'êtes pas le seul. Cela arrive à tout le monde. Cependant, si vous voulez communiquer efficacement, vous devez essayer de les éviter au maximum.

Pourquoi l'empathie est-elle importante?

Comme nous l'avons vu dans les exemples de "mauvaise" communication, le comportement, l'attitude et les mots peuvent affecter toute communication et faire des dégats. L'IE vous permet d'améliorer votre communication par l'empathie et de surmonter certains obstacles.

- Les mots peuvent avoir des significations, des nuances et des connotations très différentes d'une personne à l'autre. L'empathie permet de clarifier ces différentes significations et de communiquer plus efficacement.

- Il peut arriver qu'une personne masque le vrai sens et l'intention de ses mots. Dans ce cas, l'empathie vous permet de communiquer avec clarté votre intention.

- Les gens ont tendance à parler de problèmes immédiats, mais le vrai problème peut être différent. En développant votre IE et en communiquant avec empathie, vous pourrez trouver le vrai problème et vous ferez donc un pas de plus vers la solution.

- L'orateur peut se laisser submerger par ses émotions ou alors les ignorer. Communiquer n'est pas toujours facile (en effet). Si vous réussissez à communiquer avec empathie et en utilisant votre IE, votre interlocuteur peut ne pas être en mesure d'en faire autant. Dans ce cas, vous serez en mesure de reconnaître ses émotions et vous pourrez l'aider à en être conscient lui aussi.

- Attention aux distractions! Lors d'une conversation, il est important d'écouter. La communication empathique vous permet de résister aux distractions et de rendre les conversations plus fructueuses et productives.

- Utilisation de modèles mentaux. Quand les gens parlent et interagissent, ils utilisent des modèles mentaux qui servent à rendre la communication plus rapide. Cependant, ils ne sont pas toujours précis et peuvent déformer ce qui est dit. Avec l'IE et l'empathie, vous pouvez en apprendre davantage sur vos schémas mentaux. Vous pouvez les exposer, les partager et mener la conversation efficacement.

Communiquer avec empathie est beaucoup plus facile que vous ne le pensez. Écoutez ce que les autres vous disent et soyez particulièrement prudent quand ils exposent leurs idées, leurs émotions, quand ils mettent leurs comportements en action, et quand ils parlent de leurs expériences.

Il est temps de passer aux exercices!

Il est important de beaucoup pratiquer! Commencez avec les gens que vous connaissez le mieux. Habituez-vous à écouter avec empathie, en prêtant attention aux expériences, aux émotions, aux comportements et aux idées.

Posez des questions comme celles-ci:

- Est-ce que j'ai bien compris si je dis que....
- Dis-m'en plus
- En quoi puis-je t'être utile?
- Tu veux savoir ce que j'en pense?
- Est-ce que tu voudrais que je te donne mon avis?
- Que penses-tu que tu devrais faire?
- Que te dit ton intuition?

Réfléchissez aux résultats de la conversation qui a eu lieu. Demandez-vous:

- Votre écoute a-t-elle été utile à la personne avec qui vous avez parlé? Comment?

- L'écoute empathique a-t-elle permis que la situation ne s'aggrave pas?
- L'écoute empathique a-t-elle amélioré la conversation?
- Avez-vous réussi à créer une connexion avec l'autre personne?
- Quels autres avantages avez-vous été en mesure d'obtenir avec l'écoute empathique?

Continuez à pratiquer et à valoriser votre aptitude à communiquer avec empathie. Vous vous rendrez compte que peu de gens en sont capables.

L'intelligence émotionnelle sur le lieu de travail

(en bas à droite de la matrice)

Les relations avec les autres sont le véritable champ de bataille: c'est là que l'intelligence émotionnelle est la plus récompensée. Dans vos relations interpersonnelles, vous aurez l'occasion de mettre en pratique ce que vous avez appris de la conscience, de la maîtrise de soi et de la conscience sociale. Et où est-il important de savoir comment mettre ces compétences en pratique? Sur votre lieu de travail, bien sûr! Lorsque vous êtes au travail, vous avez la possibilité d'interagir avec des collègues, avec des clients et toutes les compétences liées à l'IE peuvent être très utiles, surtout lorsque l'on est conscient de l'importance de la collaboration, de la communication, du changement, du travail d'équipe et de la gestion des conflits.

IE et changement

Le changement est toujours présent sur le lieu de travail, en particulier dans la société actuelle. La concurrence, les technologies et la nécessité de s'améliorer conduisent les groupes et les entreprises à une recherche continue de changement. Développer son IE est essentiel dans cet environnement.

Pour bien comprendre le potentiel de l'IE en ce qui concerne le changement, il est nécessaire de faire la distinction entre le changement réel et la transition. En bref, le changement est quelque chose qui se produit en dehors de la personne, porté par l'environnement, la situation et le contexte. Cela peut affecter ou non votre personne. La transition est le processus qui se déroule au sein de la personne en réponse au changement. Cette transition peut être plus ou moins difficile et peut se faire de différentes façons:

- Besoin de s'adapter à différentes circonstances
- Nécessité d'avoir certains comportements
- Besoin d'établir des relations
- Nécessité de changer certaines parties de sa personnalité

Très souvent, ce n'est pas le changement qui est fatigant, c'est la transition qui rend le changement complexe, effrayant, pénible. Vous pouvez compter sur votre IE pour affronter au mieux la transition.

Partons de ce concept: le changement est la recherche d'un nouveau départ. Cependant, pour commencer quelque chose de nouveau, vous devez attendre la fin de quelque chose d'autre et la fin de quelque chose est souvent désagréable. La fin est toujours associée à une perte, la contrainte de lâcher quelque chose. Que devez-vous laisser derrière vous pour faire face au changement?

Comme si cela ne suffisait pas, en plus de laisser quelque chose derrière vous (avec tout son bagage émotionnel), vous vous préparez à vous aventurer dans quelque chose que vous ne connaissez pas bien, une zone inconnue. Cette zone inconnue est l'endroit qui se situe entre l'ancien et le nouveau, entre le passé et le changement. L'avenir est incertain, et vous serez dérouté, perdu. Vous serez pressé de sortir de ce moment de transition, de cette région pleine d'incertitude. Parfois, le moyen le plus rapide de sortir de cet inconfort est de revenir en arrière, d'essayer de se reconnecter au passé. C'est ici que l'intelligence émotionnelle entre en jeu. Demandez-vous ce que vous ressentez à propos de ce changement et pourquoi vous ressentez ces sentiments. La clé de cette étape est de reconnaître les émotions que vous éprouvez, de poursuivre la conscience de soi et la capacité de vous contrôler.

- Arrêtez-vous, découvrez et reconnaissez les émotions que vous ressentez au sujet de ce changement.

- Essayez de comprendre la raison de ces émotions, comment sont-elles liées au changement?

- Dominez vos émotions en essayant de comprendre comment elles se manifestent et comment elles prennent vie.

- Exprimez-les de manière appropriée, en utilisant les stratégies que nous vous avons décrites pour contrôler vos émotions.

Gérer les relations et favoriser le changement

Guider les autres dans le changement est un véritable défi. Passer par une phase de changement est complexe. Vous devez guider d'autres personnes qui traversent elles aussi leurs transitions personnelles. Sur le lieu de travail, cela peut conduire à des situations dramatiques. Deux situations peuvent se produire: les gens peuvent initier et conduire le changement ou bien ils peuvent être entraînés dans le changement. Comme vous pouvez l'imaginer, les personnes qui conduisent le changement sont perçues comme les plus gradées, les plus autoritaires, tandis que les secondes vivront sûrement passivement les choix faits par les autres.

Nous ne disons pas que guider les autres à travers le changement est impossible, au contraire: tout dépend de l'utilisation que vous faites de l'intelligence émotionnelle. Ceux qui sont capables de diriger un groupe dans le changement doivent être capables de gérer au mieux leurs émotions face à la transition, de communiquer avec empathie et d'aider les autres dans leurs transitions vis-à-vis du changement.

Pour résumer:

- Vous devez être capable de gérer l'expression de vos émotions et de vos comportements face au changement, en faisant preuve d'optimisme et en recherchant les aspects positifs. De cette façon, vous pourrez transmettre en permanence un ensemble d'énergies émotionnelles positives.
- Une personne qui guide les autres vers le changement doit être consciente que le chemin des autres peut être différent du sien. Tout le monde a un chemin différent, des vitesses différentes et vous devez être en mesure de respecter l'allure de chacun. Les prétentions conduisent aux fractures, alors que l'engagement conduit au succès. Si vous laissez

certaines personnes derrière, personne ne vous suivra.

- Ceux qui guident doivent comprendre les émotions de ceux qui les suivent sans être intrusifs ou tyranniques. Lorsqu'ils se dirigent vers le changement, les gens doivent être en mesure de contribuer moins et d'apprendre davantage. Ils doivent grandir. Leur production sera plus fructueuse plus tard.

- Chaque individu fera face au changement à sa manière. Utilisez l'empathie pour faire en sorte que tout le monde atteigne l'objectif du changement. Donnez aux gens ce dont ils ont besoin. S'ils sont confus, donnez-leur des orientations. S'ils sont anxieux, donnez-leur les informations dont ils ont besoin. Aidez-les à développer des capacités. S'ils manquent de motivation, donnez-leur des incitations. S'ils sont frustrés, donnez-leur des ressources. S'ils sont impatients, donnez-leur des idées, des défis.

Intelligence émotionnelle et conflits

Chaque individu est unique et, pour cette raison, les conflits sont inévitables. Habituellement, les affrontements surviennent à cause des différences personnelles, des différences de perception de la réalité et des intérêts. Lorsque des conflits de ce type se produisent, des opportunités de croissance, de réussite, d'innovation et de créativité apparaissent souvent également. Si dans la gestion de ces événements, on parvient à utiliser les capacités de la conscience sociale, on parvient toujours à trouver une issue, productive ou du moins sans conséquences. Mais il existe également un quatrième type de conflit, le conflit émotionnel.

Contrairement aux précédents, ce conflit survient lorsqu'une personne n'est pas à la hauteur des attentes que l'on avait d'elle. Dans ce cas, les émotions négatives, celles dont nous avons parlé plus tôt, sont grandes. Si ces conflits ne sont pas traités de la meilleure façon et le plus tôt possible, ils peuvent être vraiment nuisibles aux relations, en particulier sur le lieu de travail.

Résolution de conflits émotionnels

C'est l'un des types de conflits les plus courants. Il se produit quand des attentes sont déçues, conduisant à la déception, perçue comme une forme d'injustice qui appelle souvent la colère ou d'autres émotions capables de prendre le dessus. Les gens qui agissent dans ce sens considèrent leurs attentes comme quelque chose d'universel, qui ne peut être trahi. Le problème avec ce type de colère est qu'il peut souvent être explosif, soudain, et mettre tout le monde sur la défensive. D'autres voient la déception des attentes différemment. Cela les conduit à perdre leurs sentiments de joie, d'intérêt, d'amitié, de passion, d'optimisme. Ils s'éteignent et laissent place à la tristesse et au ressentiment. Le conflit a tendance à ne pas se manifester et à rester modéré. Ce qui change est la façon dont ces gens se comportent: ils se renferment et se crispent.

Dans les deux cas, le retour à un climat favorable à la collaboration est très complexe.

Lorsque les émotions de déception, de ressentiment et de colère commencent à se répandre, il faut compter sur toute l'intelligence émotionnelle que l'on possède pour en sortir.

La première chose à faire est de gérer vos émotions par rapport au conflit: il est difficile de résoudre une divergence si vous êtes justement la personne la plus impliquée et sous l'emprise des émotions. Vous devez être prêt à gérer les conflits. Si vous êtes prêt, assurez-vous que la personne qui éprouve de la colère est la première à commencer le processus de résolution des conflits, en activant la prise de conscience de ses propres émotions. Souvent, les conflits émotionnels restent non résolus parce que ceux qui sont en colère s'attendent à trouver de l'empathie, des excuses et de la sensibilité de la part des autres. La clé pour résoudre ce genre de conflits est de faire prendre conscience de leurs émotions à ceux qui les vivent. En ce sens, la prise de conscience de ses émotions est le début de la gestion des conflits. Les personnes impliquées dans le conflit doivent:

- Analyser les émotions qu'elles ressentent envers les personnes avec lesquelles elles travaillent ou sont proches.

Ressentent-elles de la déception, de la colère, du ressentiment envers ces personnes? Elles doivent être conscientes que les émotions qu'elles éprouvent sont de leur responsabilité.

- Faire attention à ne pas minimiser ou ignorer ses sentiments de déception. L'utilisation de la conscience de ses émotions peut être utile pour identifier les comportements qui mènent à la déception.

La bonne nouvelle concernant le ressentiment, est qu'il s'agit d'un sentiment qui grandit lentement, ce qui vous permet d'en identifier la cause au bon moment. Cependant, le ressentiment est aussi facile à ignorer: grosse erreur. Être capable de le reconnaître vous permet d'éviter de vous renfermer, de perdre de l'intérêt et de vous éloigner des autres.

Il est important de se rappeler que la déception, la colère et le ressentiment sont des signaux: ceux qui les éprouvent doivent résoudre un conflit.

A partir du moment où les personnes dans le conflit sont conscientes de leurs émotions, elles peuvent commencer le travail de gestion des émotions, essayer d'exercer un contrôle sur ces dernières. La colère est-elle utile pour parvenir à une solution? Comme nous l'avons dit, la colère est une émotion utile, mais pas lorsqu'il s'agit de résoudre un conflit. Pour cette raison, il est nécessaire de se concentrer sur la déception, la douleur, l'inquiétude, la perte éventuelle qui conduisent à la colère. Voir la colère comme une émotion secondaire vous permet de découvrir quelles sont ses véritables causes. De cette façon, le conflit peut être géré de façon plus simple.

Une fois que la conscience de ses émotions a été établie et que les causes qui ont conduit à la colère ont été trouvées, il est possible de passer à la gestion efficace du conflit en utilisant la conscience sociale: la coopération est nécessaire pour résoudre le conflit. Les parties doivent coopérer et l'empathie est idéale pour créer un environnement de coopération. Le succès dépendra de la capacité à respecter et à comprendre le point de vue de l'autre par rapport à la situation.

Un petit conseil: réfléchissez bien aux mots que vous êtes sur le point de dire, prenez quelques instants pour les évaluer. Bien que ce type de comportement puisse rendre votre discours moins spontané, vous serez en mesure de véhiculer un sentiment de calme, de faciliter la collaboration et d'éviter aux gens de se mettre sur la défensive. En outre, en choisissant les bons mots, vous communiquerez d'une manière plus empathique, faisant en sorte que tous les participants au conflit se sentent importants, mettant en lumière les idées et les besoins de tous.

- Faites le point sur la situation, en expliquant ce que vous avez compris. Utilisez la première personne. Vous éviterez que les autres se sentent accusés.

- Attirez l'attention sur le véritable objectif du groupe, le but à atteindre.

- Faites une proposition personnelle sur la façon dont le conflit pourrait être résolu.

- Écoutez et évaluez ensemble les propositions de tous, en prêtant attention aux besoins et aux idées de chacun.

IE et travail d'équipe

Peu de gens travaillent seuls. Nous devons souvent collaborer avec les autres. Le travail de groupe est un mode de collaboration typique de notre société depuis ses origines...cela ne signifie pas pour autant qu'il soit facile de coopérer avec les autres. L'IE est un outil qui vous permet de faire une différence lorsque vient le temps de collaborer et d'atteindre un objectif. Comment? Nous vous l'expliquons. L'IE permet aux différents membres du groupe d'évaluer leur état émotionnel, celui des autres, et permet de l'adapter afin de le rendre en adéquation avec celui des autres membres. En bref, elle vous permet de créer un environnement dans lequel vous travaillez ensemble d'une manière fructueuse, elle vous permet de créer des cercles vertueux, de créer et de maintenir des énergies émotionnelles positives. Cependant, c'est quelque chose qui doit être cultivé au fil du temps, soigneusement géré et entraîné.

Lorsque l'intelligence émotionnelle sera présente au sein du groupe, la collaboration sera facilité, rappelez-vous-en!

Améliorer les performances du groupe grâce à l'IE

Le recours à l'IE dans les travaux de groupe doit avoir lieu à deux niveaux: au niveau individuel (chaque individu) et au niveau du groupe.

Le niveau d'IE individuel fait référence à la gestion de ses propres relations au sein du groupe. Pour tirer le meilleur parti de ces relations, vous devez être attentif à la conscience et à la gestion de vos émotions afin de maximiser la performance du groupe et de l'individu. La conscience sociale et l'utilisation de la communication empathique sont cruciales pour établir des relations efficaces avec les membres du groupe. Gardez toujours un œil sur tous les aspects de l'intelligence émotionnelle.

L'IE du groupe, dans son ensemble, est différente. Pour déterminer si tout se passe bien, vous devez vous demander si l'atmosphère au sein du groupe est saine. Réfléchir à cela est très simple. Soyez attentif aux interactions entre les différents membres du groupe, comment sont-elles? Sont-elles harmonieuses? Conduisent-elles à des résultats? Si vous n'avez que des réponses positives, continuez ainsi. Mais s'il y a des frictions ou des difficultés, vous devez faire quelque chose.

- Observez attentivement la dynamique du groupe et essayez d'identifier où se cache le problème.
- Informez tous les membres de ce que vous avez remarqué.
- À ce stade, le groupe s'analyse, afin de vérifier et d'approfondir la présence d'un problème. Chaque individu devra utiliser toutes les capacités de son IE et aider le groupe à comprendre ce qui ne fonctionne pas.
- Le groupe dans son ensemble, ayant remarqué le problème, cherchera une solution, la plus efficace et la plus efficiente, en tenant compte des besoins et des idées de tous les membres, en communiquant de manière empathique.
- La solution sera mise en œuvre à l'unisson.

Il est temps de passer aux exercices!

Aborder le changement

- Prenez conscience de vos pensées et de vos émotions, découvrez ce qui se passe bien et ce qui ne va pas.
- Acceptez les informations données par vos émotions, puis laissez votre côté rationnel analyser les éléments pour avoir un point de vue différent.
- Considérez le changement comme un événement qui déclenche des émotions.
- Soyez attentif aux croyances et aux pensées saboteuses que cet événement déchaîne dans votre esprit.
- Remplacez les pensées saboteuses par des pensées rationnelles.
- Choisissez le comportement le plus adapté pour atteindre votre objectif.
- Êtes-vous motivé pour faire face au changement? Qu'en ressortira-t-il

de bon? Concentrez-vous sur tous les aspects positifs du changement et imaginez les sentiments positifs que vous éprouverez une fois que vous aurez atteint la ligne d'arrivée.

- Maintenez une attitude optimiste face à tous les défis qu'apporte ce changement.

Le changement vu par le meneur

- Tirez le meilleur parti de votre IE pour faire face au changement. Ceux qui vous suivent en bénéficieront.
- Utilisez la conscience sociale pour aider les autres à évoluer vers le changement. Soyez empathique.
- Choisissez les bonnes stratégies pour améliorer l'IE des membres du groupe. Vous devrez ouvrir le chemin, le défricher afin de faciliter le passage de ceux qui vous suivent dans le changement.

Résoudre les conflits

- C'est la personne qui est submergée par les émotions qui doit initier la résolution du conflit.
- La gestion des conflits doit commencer à l'intérieur de la personne (conscience de ses émotions, gestion de ses émotions) et ensuite passer au groupe (conscience sociale et communication empathique)
- Se focaliser de nouveau sur l'objectif est le signe qu'un conflit est résolu ou commence à se résoudre.

Construire une super-équipe

- Commencez par vous-même. L'efficacité et l'efficience du groupe sont déterminées par celles de chacun de ses membres. Utilisez la conscience de vos émotions et de vous-même pour comprendre quelles peuvent être les difficultés, gérez-les et n'oubliez pas de communiquer les choses avec empathie.
- Assurez-vous que l'IE du groupe est toujours active, que les

membres communiquent avec empathie les uns avec les autres. De cette façon, vous tenez à distance les problèmes et vous serez en mesure de les identifier, en temps opportun, lorsqu'ils se manifesteront. Utilisez le problem solving et la communication empathique pour trouver et mettre en œuvre des solutions aux problèmes.

- Est-ce que le groupe est optimiste? Il devrait l'être! Rappelez-vous notre définition de l'optimisme et faites en sorte qu'il soit toujours présent, au quotidien, dans votre groupe.

- Faire partie d'un groupe signifie donner et recevoir. Utilisez des feedbacks, des incitations, des récompenses. Chaque membre du groupe doit veiller à ce que son travail soit apprécié et fondamental pour tous.

- Encouragez les membres du groupe à se soutenir mutuellement, à donner des feedbacks et à créer une atmosphère positive. Les énergies émotionnelles ainsi créées déclencheront un cercle vertueux qui éloignera les difficultés et aidera le groupe à avancer vers l'objectif.

- Donnez de la valeur à la parole de chacun. Assurez-vous que chacun soit encouragé à exprimer son point de vue, ses idées et à faire des propositions. Quand tout le monde peut s'exprimer et communique avec empathie, l'objectif est facilement atteint.

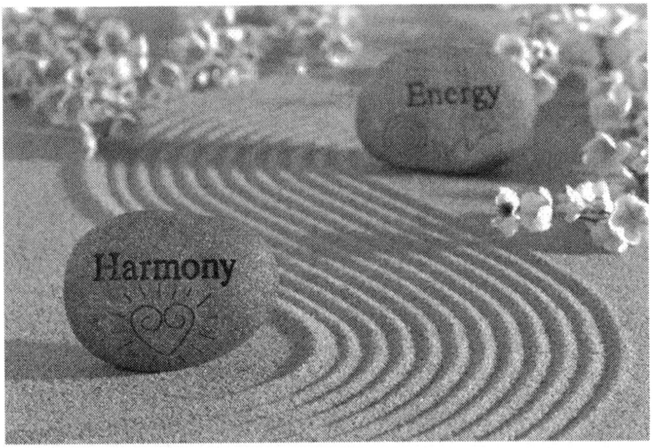

Intelligence émotionnelle et influence sur les autres

(en bas à droite de la matrice)

Pourquoi les gens suivent-ils un leader (quand ils le suivent vraiment)? Les membres d'un groupe ont tendance à suivre une personne lorsque celle-ci a des caractéristiques émotionnelles. Valeurs communes, honneur, loyauté, amour, confiance, amitié, vérité, sagesse, courage, foi...ce sont tous des traits qui distinguent un véritable meneur, une personne qui sait influencer ceux qui le suivent et qui crée un environnement coopératif. Le succès est étroitement lié à l'atmosphère qui règne dans un groupe et à l'état d'esprit de ses membres.

Une intelligence émotionnelle développée vous permet d'avoir les caractéristiques nécessaires pour transférer l'énergie et la positivité au groupe, ainsi que la capacité de comprendre si cet environnement positif est vraiment créé. Malheureusement, il y a des cas où l'influence sur les gens est utilisée négativement et les conséquences peuvent être terribles: le passé est truffé de nombreux exemples. Vous devez également éviter de créer un climat de terreur. Bien sûr, même avec la terreur, vous pouvez exercer une certaine influence sur les membres d'un groupe. Cependant, la mauvaise humeur que vous créerez et les dommages qu'un tel style de leadership provoquera sur chaque individu du groupe le feront s'effondrer, plus ou moins lentement. Vous aurez donc échoué.

Imaginez le tout comme une chorale. Tout le monde doit d'abord chanter la même chanson, le but doit être commun, puis il faut des choristes et un chef de chœur. La personne qui exerce une influence est le chef de chœur: il fait partie intégrante de l'ensemble et sans les choristes, il ne va nulle part. De même, les choristes, sans chef, seraient perdus, confus et n'obtiendraient pas un résultat harmonieux. Pour faire de la chanson un chef-d'œuvre, tout le monde doit chanter en chœur et le chef doit gérer les différentes voix au mieux, extraire le potentiel de chacun, prendre soin des détails, réorganiser les chansons en fonction des chanteurs. Évidemment, les choristes doivent respecter et appliquer les choix du chef, se laisser guider par son influence.

Le groupe doit fonctionner comme ce chœur. Le climat positif et collaboratif, poussé par l'empathie et la communication efficace correspond au chant harmonieux des choristes. Les mouvements du chef de chœur correspondent aux indications du meneur, ses instructions pour traverser cette phase de changement. Si quelqu'un se met à chanter faux, des conflits ou problèmes sur le plan émotionnel émergent: celui qui exerce une influence positive doit avoir la capacité de s'en apercevoir et d'ajuster le tir avant que le problème grandisse et que le groupe s'éloigne du but et casse l'harmonie. Le résultat, une chanson interprétée magnifiquement, est le but qui sera atteint par un groupe émotionnellement intelligent, guidé d'une manière positive et productive.

Atteindre l'harmonie

Comment atteindre cette situation idéale? Encore une fois, la réponse est aussi simple que difficile. Il n'y a pas de baguette magique qui permet à un groupe de personnes pris au hasard de chanter comme une fantastique chorale gospel. Derrière une chanson bien interprétée, il y a des essais, des tentatives, des idées, des conflits (résolus), du travail, de l'engagement. Vous devez retrousser vos manches et agir.

Si vous voulez que votre groupe soit harmonieux, ses membres doivent se sentir importants, appréciés, motivés, pleins d'énergie, inspirés, excités, déterminés, authentiques, conscients, confiants, compétents, capables et émotionnellement intelligents. Que pouvez-vous faire pour créer cet idéal?

Commencez par travailler sur vous-même en essayant de développer votre IE au maximum. Ce n'est que lorsque vous serez capable de vous gérer et de vous contrôler, de bien vous connaître et de communiquer efficacement que vous pourrez penser à créer un groupe cohérent et harmonieux. Analysez ensuite les émotions des membres du groupe. Comment se sentent-ils?

- **Pour qu'ils se sentent plus**:
  Vous devrez:
- **Importants** - Être reconnaissant et attentif
- **Appréciés** - Souligner leurs qualités
- **Inspirés** - Être clair et motivant
- **Energiques** - Être actif et participer
- **Déterminés** - Être confiant, pragmatique et accorder des libertés
- **Conscients** - Être curieux, bienveillant et ouvert aux idées
- **Confiants** – Être accessible et amical
- **Compétents** - Transmettre la confiance et donner des conseils

Lorsque vous mettez le doigt sur quelque chose qu'un membre du groupe pourrait améliorer, communiquez-lui avec empathie. Chaque fois que vous dites quelque chose, soyez attentif au contenu du message (le concept) et aussi à tout ce qui transmet votre message: utilisez les bons mots, réfléchissez bien, votre langage corporel doit transmettre la positivité et la tranquillité, de même que le ton de votre voix et son débit. Utilisez toujours la communication empathique.

Si vous voulez être en mesure d'exercer une influence positive et d'atteindre les objectifs du groupe, vous devrez être empathique: c'est l'un des plus grands défis. Cependant, c'est un investissement qui paie. Lorsque vous faites preuve d'empathie envers les gens autour de vous, vous saurez comment dire les choses, correctement, et au moment opportun. Vous saurez comment freiner les peurs, éliminer la confusion, augmenter la confiance. Vous serez en mesure de valoriser et d'échanger des idées et des opinions, vous serez une source d'inspiration.

Enfin, n'oubliez pas de motiver votre groupe vis-à-vis de l'objectif à atteindre. Assurez-vous de les impliquer et assurez-vous qu'ils se sentent soutenus et responsabilisés quant aux activités qu'ils entreprennent. En combinant tous ces éléments ensemble, vous créerez un environnement harmonieux et positif, et c'est à partir de là que vous pourrez également profiter du résultat! Les émotions sont contagieuses. Si dans un environnement, quelque chose ne fonctionne pas, la mauvaise humeur et les conflits non résolus entraîneront le groupe dans un cercle vicieux destructeur. Au contraire, si l'atmosphère est positive, elle aura tendance à le rester. Le travail du groupe se poursuivra harmonieusement jusqu'à la ligne d'arrivée.

Il est temps de se mettre au travail!

Voici un résumé et quelques stratégies pour maximiser l'efficacité de votre influence positive.

Gérez l'ambiance dans le groupe:

- Commencez toujours par vous-même: soyez conscient de vos émotions, gérez-les et utilisez les informations qu'elles vous donnent pour vous comporter de la meilleure façon.
- Approfondissez vos connaissances et vos perceptions de l'influence positive: regardez comment ceux

qui dirigent des groupes se comportent. Que font-ils de bien? Que font-ils moins bien? Que feriez-vous à leur place? Comment le groupe réagit-il? Les films peuvent également être utiles, ils sont une source riche d'informations.

- Demandez-vous comment interagir avec les personnes du groupe pour améliorer l'ambiance.

- Écoutez et observez les relations entre les différents membres et découvrez les caractéristiques communicatives de chacun d'eux. Est-il nécessaire de faire quelque chose? Le groupe communique-t-il de manière empathique?

- Analysez si les membres du groupe ont besoin d'aide pour s'améliorer. Le groupe a-t-il toutes les caractéristiques idéales? Améliorez ce qui peut l'être.

- Lorsque vous communiquez, faites-le avec empathie et soyez attentif aux mots que vous utilisez, au lieu, au moment et à votre langage corporel. Soyez positif.

- Restez concentré sur votre objectif et essayez de déterminer si les membres du groupe le sont également. Posez des questions et demandez des feedbacks, des conseils, des idées. Soyez déterminé et intéressé. Vous obtiendrez de précieuses informations sur la dynamique du groupe et contribuerez à ce que tous les membres se sentent valorisés.

Votre plan d'action

Comme nous l'avons dit au début de ce livre, il n'y a pas de phrases toutes faites, de formules magiques ou d'exercices spécifiques qui vous permettront de développer votre intelligence émotionnelle en un claquement de doigts. Le travail nécessaire pour développer votre IE nécessite beaucoup, beaucoup de pratique. Vous devrez persévérer jusqu'à ce que vous soyez en mesure de faire le meilleur usage de vos capacités, puis éventuellement, passer à la réalisation d'un objectif avec un groupe de personnes, en les guidant. C'est un objectif respectable!

Ce n'est pas une tâche facile, nous en sommes conscients, toutefois, notre proposition tient toujours: nous voulons vous aider à atteindre cet objectif. Nous souhaitons vous donner des outils utiles pour améliorer votre IE. C'est pourquoi nous avons pensé à une solution, un plan d'action.

Le plan d'action

Pour un plan d'action efficace, vous devez avoir à l'esprit ce que vous devez faire. Il y a de nombreux domaines de votre vie quotidienne où vous pouvez pratiquer votre intelligence émotionnelle, cependant, nous vous recommandons de commencer en n'en choisissant qu'un seul. Créez votre point de départ. Après avoir obtenu le succès que vous vouliez dans ce premier domaine, vous pouvez poursuivre avec un autre aspect de l'IE que vous souhaitez améliorer. Notre expérience personnelle nous a montré que beaucoup de gens échouent parce qu'ils veulent tout obtenir tout de suite. Faites un pas après l'autre.

Commencez par vous poser ces questions:

- Quel aspect de votre vie voulez-vous améliorer en utilisant votre intelligence émotionnelle?

- Comment serez-vous lorsque vous aurez atteint votre but? Qu'est-ce qui aura changé?

- Si d'autres personnes sont impliquées, qui sont-elles?

- Quels aspects de l'intelligence émotionnelle sont essentiels pour obtenir ce que vous voulez?

- Quels comportements devez-vous mettre en place pour réussir?

Pour concrétiser les réponses à ces questions et maximiser l'efficacité et l'efficience de votre plan d'action, incluez les éléments suivants:

- Détaillez les composantes de l'IE sur lesquelles vous souhaitez travailler.

- Identifiez les actions et les comportements que vous devez mettre en œuvre.

- Trouvez des stratégies pour mesurer les résultats de vos actions.

- Déterminez les dates, les moments et les heures pendant lesquels vous devrez agir et évaluer votre progression.
- Précisez pourquoi vous souhaitez améliorer un aspect en particulier, et ce que le changement que vous mettez en place dans votre vie apportera de bien.

Prenez deux feuilles (ou écrivez sur l'ordinateur) et écrivez les réponses que vous avez données aux questions et les éléments à inclure dans votre plan d'action. Gardez tout sous contrôle: notez chaque fois que vous faites un progrès, que vous atteignez une étape. Attention cependant, vous ne pourrez pas tout faire seul. Rappelez-vous que l'IE se développe et s'utilise avec les autres, alors que faire? C'est simple, comptez sur des gens qui sont proches de vous et qui peuvent vous aider dans cette entreprise. Développez vos compétences en matière d'intelligence émotionnelle grâce aux stratégies et aux exercices proposés dans ce livre. Mettez-les ensuite en pratique avec eux, parlez-en ensemble et testez vos compétences. Cette étape est très importante car elle vous permettra de vous familiariser avec vos nouvelles stratégies d'amélioration de l'IE avant de vous exercer dans d'autres contextes.

- Choisissez des personnes en qui vous avez confiance, qui vous respectent et que vous respectez.

- Dites-leur que vous souhaitez améliorer votre IE et expliquez-leur ce que c'est (ce sera un exercice utile pour prendre conscience du chemin à parcourir)

- Demandez-leur de garder un œil sur vous, de vous encourager lorsque vous faites des progrès, de vous motiver et aussi de vous interpeller lorsque vous déviez de la route.

- Les feedbacks, les encouragements, l'amitié et les émotions positives que vous obtiendrez de cette collaboration créeront une atmosphère positive à partir de laquelle vous tirerez beaucoup d'énergie et de motivation.

Un résumé de tous nos conseils

et un petit bonus

Avant de vous quitter, nous allons résumer les principaux points de ce livre, et même vous donner un petit quelque chose en plus. Afin d'améliorer votre intelligence émotionnelle, n'oubliez pas:

- Créez votre propre plan d'action et impliquez-y de précieux alliés.
- Commencez par vous-même, en identifiant vos émotions, en améliorant votre conscience émotionnelle. Découvrez les

émotions que vous ressentez et leur cause.

- Affinez et exercez cette capacité, vous en aurez besoin tout le temps.
- Exercez la confiance en vous-même.
- Une fois conscient de l'utilité de vos émotions, utilisez-les comme des informations utiles pour contrôler vos réponses émotionnelles et vos comportements.
- Trouvez un but, un objectif pour rendre vos journées riches en positivité.
- Les objectifs sont difficiles à atteindre. Certes. Vous pourriez échouer. C'est vrai. Soyez optimiste!
- Faites preuve d'empathie et familiarisez-vous avec les modes de communication empathique. Ils sont au cœur des relations avec les autres.
- Devenez de plus en plus conscient des émotions des autres et favorisez la création d'environnements positifs, créez de

l'harmonie dans le groupe. Exercez-vous à influencer positivement ceux qui vous entourent et à gérer les conflits de manière productive.

- Ressentez cette nouvelle positivité qui vous entoure! Vous la méritez!

Bonus - tester son IE

Ce court test pour auto-évaluer son intelligence émotionnelle n'a aucune prétention scientifique et n'a pas été calibré de manière professionnelle. Cependant, cet outil peut être très utile lorsque vous souhaitez vous lancer dans le développement et l'amélioration de votre intelligence émotionnelle. Vous devrez répondre aux 16 questions suivantes. Il s'agit d'une auto-évaluation, alors soyez honnête. En outre, réfléchissez si certaines questions (ou toutes) pourraient être utiles pour aider les personnes extérieures à vous donner des feedbacks (ces alliés qui vous aideront dans votre plan d'action). De cette façon, vous utiliserez la conscience de vous-même et les feedbacks des autres pour rendre cet outil extrêmement utile pour le développement de votre IE.

Voici la légende et les points à comptabiliser pour chaque question:

1 = (Presque) jamais vrai pour moi

2 = Rarement vrai pour moi

3 = Parfois vrai pour moi

4 = Souvent vrai pour moi

5= (Presque) toujours vrai pour moi

Questions

1) Je suis capable de reconnaître une situation qui peut générer des émotions en moi, et je suis conscient de la façon dont elles affectent mon comportement.

2) Je connais mes faiblesses et mes forces et je ne suis pas sur la défensive lorsque les gens expriment leur point de vue à mon égard.

3) Je me fais confiance et le démontre dans ma manière de me présenter aux autres.

4) Je peux contrôler mes pulsions et je peux rester calme dans des situations stressantes.

5) Je suis conscient de mon comportement et capable d'admettre quand je me trompe.

6) Je suis capable de revoir mes stratégies et mes objectifs pour m'adapter aux nouvelles demandes et aux changements.

7) Je sais fixer des objectifs mesurables et trouver des moyens pour m'améliorer.

8) Je cherche les opportunités et les possibilités pour me réaliser.

9) J'apprends de mes erreurs, mes échecs et mes frustrations.

10) J'apprécie positivement la diversité et je cherche à créer des liens avec des gens qui sont différents de moi.

11) Je suis vraiment intéressé par le succès des autres que je vois de manière positive, je leur donne des feedbacks positifs.

12) Je suis une source d'inspiration pour les autres avec mes mots et mes comportements.

13) J'ai tendance à prendre les devants quand il s'agit d'affronter un changement.

14) Je suis conscient que mes mots, mon ton, mon langage corporel ont des effets sur les personnes avec lesquelles je communique.

15) Je travaille efficacement en groupe, je respecte les points de vue des autres et j'essaie de m'assurer que tout le monde travaille pour la même cause.

16) J'encourage les autres personnes à exprimer leur point de vue autant que j'exprime le mien.

Interprétation des scores

Chacune des 16 questions est liée à un aspect spécifique de l'IE. A partir des résultats, vous comprendrez où agir pour vous améliorer (notes inférieures ou égales à 2) et quelles sont vos forces (notes supérieures ou égales à 4).

Question	Points	Compétence émotionnelle	Force ou faiblesse?
1		Conscience émotionnelle	
2		Précision de la conscience	
3		Confiance en soi	
4		Maîtrise de soi émotionnelle	
5		Transparence	
6		Adaptabilité	
7		Orientation	

		vers l'objectif	
8		Esprit d'initiative	
9		Optimisme	
10		Empathie	
11		Aide aux autres	
12		Leadership	
13		Capacité au changement	
14		Influence positive	
15		Gestion des conflits	
16		Collaboratio n	

Énumérez trois compétences émotionnelles sur lesquelles vous souhaitez commencer à travailler

1)

2)

3)

Énumérez trois compétences émotionnelles qui sont vos points forts

1)

2)

3)

Espace pour les notes personnelles

Informations légales

1ère édition

Rappresentanti legali:

c/o AutorenService24

Wenneberg 14

48653 Coesfeld

www.autorenservice24.de

Exclusions de responsabilité

La mise en œuvre de toutes les informations, instructions et conseils contenus dans ce livre électronique est à vos propres risques. Pour les dommages de toute nature, l'auteur n'assume aucune responsabilité légale. L'auteur exclut toute les réclamations de responsabilité contre lui pour les dommages matériels ou immatériels causés par l'utilisation ou la non-utilisation des informations ou l'utilisation d'informations incorrectes et/ou incomplètes. Par conséquent, toute réclamation légale et d'indemnisation ne sera pas acceptée. Ce travail a été créé et écrit avec le plus grand soin, grâce aux connaissances et des convictions disponibles au moment de l'écriture. Pour l'actualité, l'exhaustivité et la qualité de l'information, l'auteur n'assume aucune responsabilité. En outre, les erreurs d'impression et la désinformation ne peuvent pas être complètement exclues. Pour des informations incorrectes écrites par l'auteur, aucune responsabilité légale sous quelque forme que ce soit ne sera acceptée.

Droits d'auteur

Printed by Amazon Italia Logistica S.r.l.
Torrazza Piemonte (TO), Italy

24401025R00078